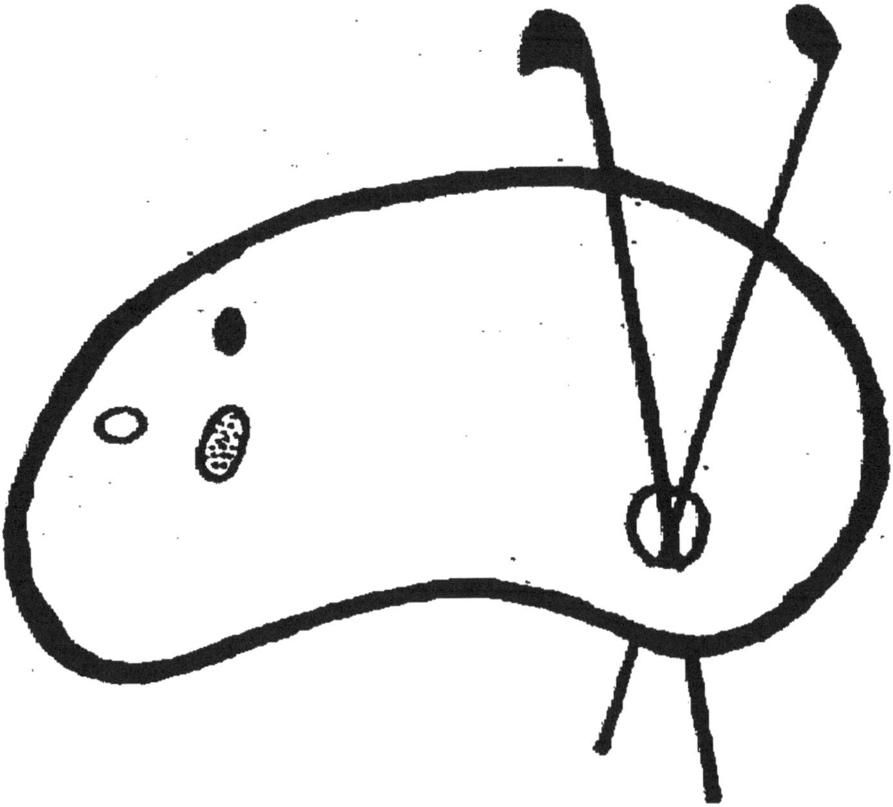

TRAITEMENT RATIONNEL

DE LA

NEURASTHÉNIE

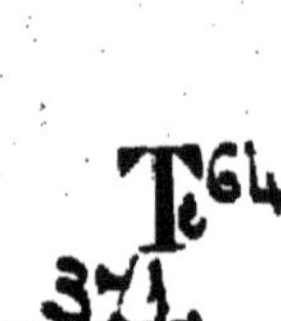

Dr Maurice de FLEURY

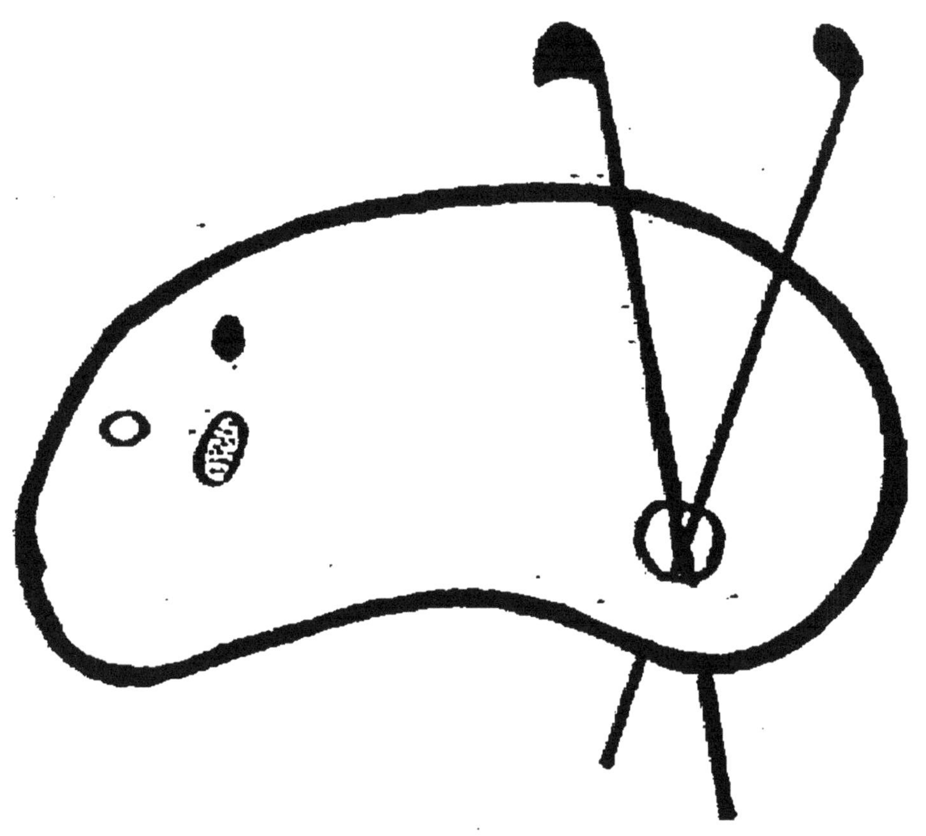

TRAITEMENT RATIONNEL

DE LA

NEURASTHÉNIE

PAR LE

Dr Maurice de FLEURY

Ancien interne des hôpitaux.

Communication faite au Congrès pour l'Avancement des Sciences

BESANÇON 1893

PARIS

SOCIÉTÉ D'ÉDITIONS SCIENTIFIQUES

4, RUE ANTOINE-DUBOIS, 4

—

1893

TRAITEMENT RATIONNEL

DE LA

NEURASTHÉNIE

PAR LE

Dr Maurice de FLEURY

ancien interne des hôpitaux.

Depuis les travaux de Beard, de Charcot, de Bouveret, de Levillain, de Blocq, de Mathieu, l'étude des symptômes de la neurasthénie est, peu s'en faut, définitive : on ne peut certes pas en dire autant de son traitement.

La plupart des traités techniques se bornent à donner une énumération, forcément stérile, de moyens : « Evitez les excès « de toutes sortes », disent-ils au malade ; « préservez-vous des « émotions vives, reposez votre esprit, exercez votre corps, pre« nez des douches, faites quelques séances chez un électricien. » Et s'ils s'adressent au médecin : « Ordonnez des calmants, pres« crivez des toniques, pratiquez la suggestion, isolez le malade, « selon le procédé de Charcot ou celui de Weir-Mitchell, si le « cas est particulièrement rebelle et alarmant. »

Tous les auteurs, du reste, s'accordent à admettre, que, sans que l'on sache pourquoi, telle méthode échoue ou réussit dans des cas similaires et qui semblaient devoir être justiciables de moyens identiques. C'est un peu l'anarchie dans la thérapeutique.

En fait, un grand nombre de neurasthéniques passent leur temps à changer de médecins plutôt qu'à se soigner. Il en faut accuser leur tempérament essentiellement mobile ; il en faut accuser aussi notre inhabileté, le peu de bien que nous savons leur faire.

Souvent, le médecin de névropathes manque de foi en l'efficacité de sa propre thérapeutique : il ne peut guère en inspirer.

Quelquefois même, son malade l'ennuie, lasse sa patience ; beaucoup de médecins ne font que de médiocres efforts pour garder ces clients dont il faut toujours relever l'énergie toujours défaillante. Et le malade va alors chez des hommes plus affirmatifs, qui prônent une panacée, un seul moyen, toujours le même. Encore une déception.

Comme il y a, parmi les neurasthéniques de Paris beaucoup d'écrivains, beaucoup de ceux qui font l'opinion, cela vaut, à la corporation médicale, une réputation fâcheuse.

Le neurasthénique, du reste, est un malade dont les souffrances, pour être surtout du domaine moral, n'en sont pas moins cruelles : il faut apprendre à les soulager. Je me suis efforcé d'instituer un traitement sur des bases plus fermes, en essayant de le faire découler logiquement de l'étude des causes et de l'analyse des symptômes.

Les résultats auxquels je suis parvenu sont assez heureux, assez nombreux (21 observations), assez solidement acquis, pour m'engager à vulgariser la méthode que j'ai été conduit à employer.

***

Une première conclusion s'impose à quiconque étudie d'un peu près les épuisés du système nerveux : aucun moyen isolé ne suffit. Le traitement de la neurasthénie est comme le siège d'une citadelle ; si l'on ne dispose pas de toutes ses armes pour cerner la place et l'étreindre de toutes parts, le mal fait une sortie et se dérobe. Il faut que l'investissement soit complet, que le siège dure assez longtemps pour que l'ennemi soit réduit à se rendre, à capituler définitivement.

Précisons un peu plus.

M. Charcot et ses élèves, dont je m'honore d'être, ont coutume de professer que la neurasthénie est, avant tout, une maladie de l'esprit. On peut, je crois, compléter cette idée de la sorte : C'est primitivement une maladie de l'esprit, qui bientôt se complique d'une maladie de la nutrition. D'où cette conclusion que, dans ses lignes générales, la thérapeutique de l'épuisement nerveux doit être, beaucoup plutôt qu'un traitement médicamenteux, une hygiène bien comprise des facultés intellectuelles et des forces physiques.

***

Qu'elle soit de nature intellectuelle, morale ou physique, la cause déterminante de la neurasthénie est toujours un surmenage, survenant chez un individu plus ou moins prédisposé à se fatiguer aisément.

En dépit des poussées d'agitation et d'énervement, les malades sont au-dessous du niveau des forces normales ; c'est une maladie à nutrition retardante, selon l'expression consacrée par M. Bouchard, une *maladie à hypotension artérielle*, comme l'a démontré M. J. Chéron dans son ouvrage sur *les lois générales de l'hypodermie*. D'où cette autre conclusion, que les calmants ne sont appelés à jouer qu'un rôle secondaire, épisodique, presque exceptionnel, les toniques, les accélérateurs de la nutrition devant tenir le premier plan.

Une fois ces idées premières admises, examinons, l'un après l'autre, les signes les plus habituels de l'épuisement nerveux. A propos de chacun, nous dirons quel est le moyen thérapeutique qui nous a donné les meilleurs résultats.

La *fatigue* est le phénomène prédominant de la neurasthénie. Elle porte principalement sur la tonicité des muscles à fibres striées, des muscles à fibres lisses, sur l'activité cérébrale et sur l'activité génitale. Elle se traduit en même temps par de l'amyosthésie, de l'atonicité gastrique et plus tard par de la dilatation, par de la fatigue intellectuelle, par de l'asthénie génitale. Fait observé tout récemment, le cœur participe à cet abaissement total de la vitalité : il se contracte mollement et la tension artérielle est extrêmement basse surtout dans les moments où l'estomac est vide.

En présence d'un pareil symptôme, de cette faiblesse instable qu'un rien change en état d'énervement larmoyant ou irrité, il faut renoncer, je crois bien, à tous les excitants chimiques, notamment aux toniques préparés avec de l'alcool ou du vin. C'est aux toniques *mécaniques* qu'il faut donner la préférence. Il faut traiter le névropathe comme un ralenti de la nutrition — je serais presque tenté de dire comme un tuberculeux.

La friction sèche, la cure d'air, les étincelles de la machine statique, les transfusions hypodermiques, lutteront efficacement contre le phénomène fatigue : en même temps qu'ils dynamogéniseront le malade, ils atténueront son irritabilité.

La cure d'air n'étant que malaisément praticable pour beaucoup de malades, je lui préfère la transfusion hypodermique de n'importe quel liquide aseptique, un peu dense. Après essais comparatifs de liquide orchitique, de suc nerveux, de sérums naturels, je m'en tiens au sérum artificiel dont M. J. Chéron a donné la formule :

Phosphate de soude....................	4 gr.
Sulfate de soude.......................	8 gr.
Chlorure de sodium..................	2 gr.
Acide phénique neigeux.............	1 gr.
Eau stérilisée..........................	100 gr.

Quand le sujet est facilement excitable, je fais préparer un sérum atténué avec les mêmes sels dosés à 1 %.

Si le malade répugne à la pratique des transfusions hypodermiques — bien qu'il faille éviter en principe l'introduction répétée de médicaments dans l'estomac des dilatés et des dyspeptiques — je n'hésite pas à conseiller la caféine, le valérianate de caféine notamment, qui relève la pression artérielle et rehausse la tonicité générale de l'organisme. Mais les transfusions de sérum (que tous les malades supportent aisément quand on les fait avec précautions) ont une action analogue à celle de la caféine, aussi intense, à plus longue portée : un gramme de caféine n'agit que pendant deux ou trois heures sur la tonicité cardiaque, tandis qu'une piqûre de 5 gr. de sérum artificiel concentré maintient fréquemment son effet pendant une vingtaine d'heures. Notez en outre que l'on peut continuer presque indéfiniment l'usage des piqûres.

Les injections méthodiques de sérum artificiel produisent chez les neurasthéniques les effets que voici :

Disparition progressive de la sensation de fatigue physique et cérébrale ;

Retour des fonctions génitales ;

Relèvement de la pression artérielle ;

Diminution de l'atonicité gastrique ;

Réapparition de l'appétit qui souvent s'accroît jusqu'à la boulimie ;

Augmentation du taux de l'urée ;

Diminution proportionnelle des matériaux insuffisamment comburés.

Les neurasthéniques maigrissent presque tous au début de la cure, puis engraissent pendant la dernière partie du traitement.

La transfusion et la cure d'air sont les deux moyens d'élection : la plupart des neurasthéniques supportent assez mal les variations de température auxquelles les soumettent les bains et les douches.

***

La *dyspepsie* neurasthénique, dont l'importance est, aussi, capitale, cède assez promptement à un régime alimentaire dont je donnerai le détail tout à l'heure, et à l'emploi d'un bien simple et bien admirable médicament, le bicarbonate de soude.

Presque tous les malades que j'ai eu occasion d'examiner de près avaient des symptômes d'hypochlorhydrie, en même temps que la sensation du « fer chaud », due sans nul doute aux acides de fermentation lactique et butyrique. Donné avec méthode, le bicarbonate de soude neutralise les acides gras, tandis qu'il accroît la sécrétion de l'acide chlorhydrique, et qu'il contribue pour sa part à accélérer l'ensemble de la nutrition.

Complétez le traitement de la dyspepsie par un régime alimentaire tendant à supprimer les substances fermentées ou fermentescibles, et vous améliorerez, du coup, une foule de symptômes que je crois être plus particulièrement liés à la mauvaise digestion, savoir :

La congestion de la face après les repas ;

La sensation de gravier irritant le bord des paupières ;

Les palpitations ;

L'insomnie et les cauchemars ;

Le réveil brusque vers 1 h. du matin quand la digestion finit ;

La fausse angine de poitrine, l'angino-phobie, si fréquemment liée à des troubles gastro-intestinaux.

Les phénomènes *douloureux* de la neurasthénie, plaque cervicale, plaque sacrée, rachialgie, cèdent 9 fois sur 10, au moins pour un moment, aux excitations méthodiques de la peau, à la friction sèche, à l'étincelle statique, au souffle de la machine à grande roue : j'ai vu, presque toujours, la céphalée en casque disparaître en quelques minutes sous la couronne à pointes de bois de Gaiffe.

Pour le symptôme *énervement* je n'ai presque jamais eu à me louer de l'emploi des bromures : ils fatiguent et abêtissent la malade pour peu que l'on en prolonge l'emploi. Le valérianate d'ammoniaque, qui agit comme stimulant diffusible, a bien plus d'avantages et bien moins d'inconvénients. Mais le plus simple, en pareil cas, est encore de ne donner aucun médicament. Un neurasthénique se sent-il excité, irrité, prêt à la colère ou aux larmes ?... Conseillez-lui tout bonnement de se coucher un instant sur un lit dans une chambre close, loin du bruit, et de fermer les yeux quelques minutes sans dormir. La suppression momentanée de toute excitation venant du monde extérieur, lui rend le calme et la possession de lui-même.

De même, quand le malade est fatigué, il lui suffit souvent, pour retrouver le bien-être, de se coucher, c'est-à-dire de soulager son myocarde en supprimant la lutte contre la pesanteur.

Sans entrer dans le détail de la psychologie, de l'*état mental* du neurasthénique — cela nous entraînerait beaucoup trop loin pour le moment — nous pouvons dire cependant que leur intelligence, souvent peu ordinaire, est amoindrie par l'imprécision de leur mémoire, la faiblesse de leur faculté d'attention, la mollesse de leur volonté. Ils perdent espoir et confiance avec une facilité incroyable, d'où la nécessité pour un médecin soucieux de leur faire du bien, de les voir fréquemment, avec beaucoup de patience : il faut leur redire toujours de fortifiantes paroles, recommencer sans cesse à leur persuader qu'ils ne deviendront pas fous, par exemple, qu'ils guériront et qu'ils seront bientôt maîtres d'eux-mêmes.

Ils sont faibles et il faut leur donner de l'impulsion, les mettre dans le bon chemin, les relever à leurs propres yeux par un encouragement qui vient à point.

Il faut savoir tirer un parti thérapeutique de leurs pires prédispositions.

Par exemple : ils sont exposés — moins que les hystériques, mais fort exposés cependant — à prendre des habitudes, qui se trouvent être presque toujours de très mauvaises habitudes (morphinomanie, alcoolisme, tabagisme, etc...) Leur volonté insuffisante cède le pas à l'acte automatique, qui se renouvelle indéfiniment sans fatigue, sans intervention de la personnalité.

Eh bien ! avec un peu d'énergie et de bon vouloir, il est facile au médecin d'asservir ses neurasthéniques à de bonnes habitudes, à des habitudes utiles et non pas nuisibles, qui deviendront, au même titre que les pires, de véritables nécessités dont le névropathe ne pourra plus que très difficilement se désaccoutumer.

C'est ainsi que — loin de leur conseiller en règle générale le repos absolu — j' grand soin d'astreindre mes malades tous les jours, à la même heure exactement, au travail, au travail intellectuel si je n'ai pas affaire à des personnes illettrées. L'heure que je choisis est la pire de la journée, celle où le malade se sent plus excitable et plus faible, le moment qui suit le réveil. Conseillez au neurasthénique de se lever toujours à la même heure, de quitter son lit aussitôt qu'il est réveillé, de ne procéder à ce moment-là qu'à une toilette très sommaire, et de se mettre au travail tout de suite, sans s'attarder à quoi que ce soit qui puisse le distraire. Au bout de peu de jours il se résignera, puis s'accoutumera à ce labeur régulier, et son cerveau s'apprêtera de lui-même au travail tous les matins à la même heure, de même que notre estomac se congestionne et appelle tous les midi, automatiquement, à l'heure où nous avons pris coutume de lui donner des aliments.

Le travail devient ainsi une sorte de pain quotidien nécessaire, et le neurasthénique, avec un tempérament de paresseux, finit par être, en fait, un laborieux, un utilisé.

Tous les malades astreints à ce régime, déclarent, au bout de peu de temps, que le travail matinal fait descendre sur eux, pour toute la première partie de la journée, une paix, un contentement qu'ils ignoraient au temps où toujours leur besogne était remise au lendemain, puis bâclée avec grande fatigue à la dernière minute.

***

C'est encore par l'habitude qu'il faut combattre *l'insomnie névropathique*, et non, comme on a cru devoir le faire jusqu'ici, par le chloral, les bromures, le chanvre indien, l'alcool, ou des médicaments plus inoffensifs, comme le sulfunal et le trional : Ces deux dernières préparations peuvent cependant être utilisées tout au début, pendant la mise en train du traitement. Mais au bout de cinq ou six jours, le neurasthénique ne doit plus demander le sommeil — ce sommeil de huit heures, auquel il a droit lui aussi — qu'à un règlement de vie sévèrement suivi une fois qu'il est adopté. Il faut mener un peu l'existence d'un moine pour bien guérir de la neurasthénie : c'est la méthode et la régularité, beaucoup plutôt que l'isolement, qui me paraissent convenir habituellement à la catégorie de névropathes qui nous occupe en ce moment.

Ce règlement devra astreindre le malade à se lever de bon matin, à se reposer sans dormir dans la journée, à se coucher, ou bien immédiatement après la dernière bouchée du diner, ou bien après une heure de marche. Le coucher immédiatement consécutif au diner est le moyen qu'il faut employer au début pour les malades gravement atteints. Ils arrivent en peu de temps à dormir 8 ou 9 heures d'un sommeil ininterrompu, calme et sans cauchemar.

En manière de résumé, voici, à mon avis, quelle consultation écrite il convient de donner à la grande majorité des malades qui présentent les stigmates de la maladie de Beard.

A. — Règlement de vie.

Lever à 6 heures, toilette sommaire.

De 6 1/4 à 8 h., travail intellectuel.

A 8 h.: friction au gant de crin ; premier déjeuner : deux œufs à la coque peu cuits, battus dans un verre et salés ; un peu de pain grillé.

A 8 h. 1/2, toilette définitive, lecture des journaux et des lettres.

Jusqu'à 11 h. 1/2, travail.

A 11 1/2, repos dans la position horizontale, en chambre close loin du bruit.

A 12 h. déjeuner.

Sitôt après le déjeuner, repos d'une demi-heure dans une position telle que l'estomac ne soit aucunement gêné dans sa digestion.

Promenade de trois quarts d'heure ou une heure.

L'après-midi, que le malade consacrera à ses occupations habituelles, devra être encore coupée par une petite collation, et quelques minutes de repos dans la position horizontale avant le diner. (C'est habituellement avant les repas, quand l'estomac est vide, que les neurasthéniques sont surtout irritables et fatigués.)

Le malade se couchera immédiatement après la dernière bouchée du diner, ou bien après avoir marché une heure.

B. — Régime alimentaire.

Boire aux repas, alternativement, pendant 2 jours de l'eau d'Alet, pendant 2 jours de l'eau bicarbonatée sodique à 6 gr. par litre d'eau bouillie ou filtrée. (La dose de bicarbonate varie, bien entendu, selon le but à atteindre, saturation des acides de fermentation ou excitation de la sécrétion chlorhydrique.) Boire seulement un verre par repas.

Supprimer du régime toutes les préparations alcoolisées, les sucreries et les pâtisseries, les acides (vinaigre, oseille, tomates, fruits acides, etc.), les aliments gras, les fritures, la charcuterie (sauf le maigre de jambon), les mets épicés, les viandes noires, le gibier, les poissons lourds et gras, les sauces et les potages, la mie de pain.

Le malade pourra manger impunément : les viandes grillées et rôties, suffisamment cuites (viandes blanches surtout) ; presque tous les légumes verts (asperges exceptés) ; les légumes secs en purée ; les œufs, le maigre de jambon, les poissons légers bouillis ou grillés ; quelques gâteaux secs peu sucrés. Les aliments devront être préparés avec du beurre de bonne qualité en quantité minime : ils devront être plutôt salés.

Le lait n'est pas un bon aliment pour les neurasthéniques au début de leur traitement : il ne fait qu'entretenir la fermentation lactique. Il ne devient inoffensif qu'après une véritable cure de bicarbonate de soude.

Beaucoup de médecins interdisent le café : je crois que la plupart des neurasthéniques sont plutôt toniflés par une petite tasse de café noir après le repas de midi. La suppression de l'alcool est, à mon sens, d'une importance capitale : il ne tonifie que pour un moment, et la légère amélioration immédiate qu'il procure est bientôt suivie d'une réaction déplorable. La transfusion est un tonique absolument inoffensif et beaucoup plus efficace.

Ce régime a le triple avantage de supprimer les fermentations et les auto-intoxications digestives, de donner au malade un appétit tel qu'il se suralimente de lui-même, de régulariser son existence de telle sorte qu'il a chez lui, sans interrompre ses occupations, les avantages de la maison de santé sans aucun de ses inconvénients.

Toutes ces précautions pourront paraître un peu puériles et minutieuses : elles auront, je crois, l'approbation de ceux qui ont soigné beaucoup de neurasthénies graves, qui savent combien ce mal est tenace, difficile à déraciner entièrement.

Encore faut-il y ajouter de la patience et l'énergie constante du médecin traitant, à qui incombe la lourde tâche de relever les forces morales du malade tout en lui faisant une piqûre de sérum ou une séance d'électricité statique. Il faut qu'il se résigne à revoir souvent ses malades, à les consoler et à les encourager chaque jour, pendant deux mois, durée moyenne du traitement. Il sera récompensé de ses peines par l'étude, toujours intéressante et presque inépuisable, de l'état mental de ses neurasthéniques intelligents. Il en sera récompensé aussi par le succès final.

Sur 21 neurasthéniques « difficiles », que j'ai traités à mon gré, par la méthode dont je viens d'exposer les grandes lignes, 14 avaient été soignés en vain par plus d'un de nos distingués confrères.

Sur ces 21 cas, je compte 4 cas survenus sans cause occasionnelle appréciable, au moment de la puberté, 4 cas à début insidieux. Ce sont les pires, à coup sûr, les plus rebelles, les plus indéracinables : ces quatre malades ont été notablement améliorés. C'étaient cependant plutôt encore de véritables mélancoliques que de simples névropathes. Ils ont reconquis l'appétit, le sommeil, la possibilité de s'intéresser à autre chose qu'à leur moi tyrannique. 3 sur 4 ont cessé d'avoir des *phobies* définies. Ils sont demeurés seulement impressionnables, facilement accessibles à l'émotion, surtout à l'heure qui précède les repas. Ce sont des demi-guérisons.

Tous les autres malades (17), si graves que fussent en apparence leurs troubles nutritifs et psychiques, ont guéri de tous leurs symptômes et n'ont pas eu encore de rechutes depuis 8, 10, 15 mois que leur traitement est fini. Fortement ou faiblement héréditaires, ces 17 personnes avaient vu leur mal débuter consécutivement à un surmenage physique, intellectuel ou sentimental dont la date était facile à préciser.

Ce sont là, je crois bien, des résultats thérapeutiques notablement supérieurs à ceux obtenus jusqu'ici par des méthodes partielles.

Clermont (Oise). — Imprimerie DAIX frères, 3, place Saint-André, 3.

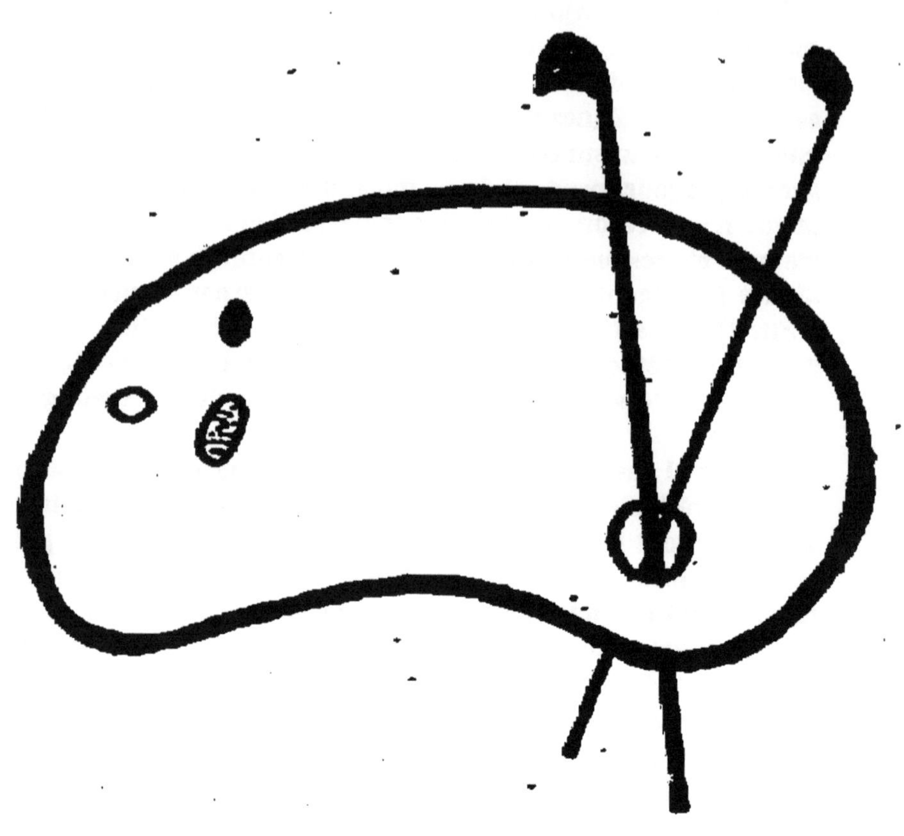

www.ingramcontent.com/pod-product-compliance
Ingram Content Group UK Ltd.
Pitfield, Milton Keynes, MK11 3LW, UK
UKHW020553230726
13925UKWH00006B/2566